# Rapport

SUR

# L'EAU MINÉRALE FERRUGINEUSE

## DE SAINT-GEORGES, A LYON,

PAR

**J. B. Monfalcon,**

MÉDECIN DE L'HÔTEL-DIEU DE LYON,
INSPECTEUR DES EAUX MINÉRALES, MEMBRE DU CONSEIL DE SALUBRITÉ
DU DÉPARTEMENT DU RHÔNE,
DE L'ACADÉMIE DE MÉDECINE, ETC.

**et N. Tissier,**

PHARMACIEN,
PROFESSEUR DE CHIMIE A L'ÉCOLE ROYALE DES BEAUX-ARTS DE LYON,
MEMBRE DU CONSEIL DE SALUBRITÉ, ETC.



LYON,

IMPRIMERIE ANDRÉ IDT, RUE ST-DOMINIQUE, N. 13.

1829.

# RAPPORT

SUR

## L'EAU MINÉRALE FERRUGINEUSE

### DU FAUBOURG SAINT-GEORGES, A LYON *.

UNE Eau minérale fut découverte, en 1818, dans un puits d'une maison de la rue Saint-Georges **. Tout annonçait du moins que l'eau de ce puits avait des qualités particulières : son odeur était sulfureuse, elle ne pouvait servir à plusieurs opérations du teinturier qui habitait la maison; son action sur les matières colorantes n'était point celle de l'eau commune; enfin quelques expériences indiquaient qu'elle contenait du soufre et du fer. La découverte d'une eau minérale fut annoncée par les journaux de Lyon, et dans une dissertation de M. Myèvre. Des malades se-

* L'analyse chimique de l'eau minérale du puits Saint-Georges a été faite par M. TISSIER, professeur de chimie de la ville et membre du conseil de salubrité. On doit au même chimiste celle de l'eau minérale de Neuville, et le rapport sur cette eau qui a été publié récemment.

** Cette maison, qui porte le n° 53, appartient à M. Gautier, négociant.

présentèrent, leur nombre se multiplia, et dès ce temps le puits de la rue Saint-Georges fut livré au public, et prit rang parmi les sources d'eau minérale. Le régisseur du nouvel établissement fit distribuer une relation des guérisons principales dont il avait été le témoin.

Jusqu'ici des présomptions, et seulement des présomptions, annonçaient la nature minérale de l'eau du puits Saint-Georges : une analyse chimique très superficielle avait été faite ; on connaissait quelques exemples de guérisons dues à l'usage de l'eau minérale, mais ils ne présentaient aucune garantie d'authenticité. Tout était donc à faire encore. Quelques rumeurs défavorables au nouvel établissement ne tardèrent point à circuler ; plusieurs personnes pensèrent que des mains intéressées et peu scrupuleuses avaient minéralisé l'eau de la source, en jetant au fond du puits des morceaux de fer couverts de rouille, et du soufre. Ce soupçon circula et acquit bientôt dans son cours rapide l'autorité d'un fait. Il importait de le détruire, et la Société de Médecine pouvait seule apprécier les droits de l'eau présumée minérale à la confiance du public. Cette docte compagnie nomma dans son sein des commissaires qui examinèrent les lieux, et firent un rapport très peu favorable à l'eau du puits Saint-Georges. Ils pensèrent que cette eau n'était autre que celle de la Saône, minéralisée par son passage au travers d'un sol imprégné de matières organiques et de sels de teinture. MM. les commissaires ne firent aucune analyse chimique, mais ils proposèrent, comme des préliminaires obligés de cet examen, de déblayer le terrain, d'écarter de la source les immondices qui pouvaient en altérer la pureté, de faire creuser et curer le puits, enfin d'attendre, pour commencer les recherches, une crue assez forte de la Saône. Ce rapport nuisit à la source d'eau minérale; la plupart des médecins de la ville en adoptèrent l'esprit et les conclusions. Des malades continuèrent à visiter l'établissement, mais il resta sous le poids d'une prévention fâcheuse, et sa position continua à être équivoque jusqu'au jour où l'institution d'une inspection des eaux minérales, à Lyon, devint pour lui la question de sa conservation ou de sa clôture. Ou l'eau du puits Saint-Georges, vraiment minérale, est utile dans le traitement de plusieurs maladies, et dans cette hypothèse il importe de démontrer authentiquement sa nature; ou sa minéralisation est l'œuvre d'une industrie coupable, et dans cette supposition la médecine ne peut permettre que des malades abusés fassent plus longtemps usage d'un breuvage sans vertus, ou plutôt dangereux. Une analyse chimique exacte de l'eau de la source présumée minérale pouvait seule apprendre ce qu'il en fallait croire; elle seule devait prononcer entre deux opinions contradictoires et fondées sur des probabilités égales. L'inspecteur a confié cette opération difficile à M. le Professeur de chimie de la ville.

Déja cette eau avait été examinée par M. Fodéré, professeur de la Faculté de Médecine de Strasbourg. Voici textuellement ce que dit ce médecin (Journal complémentaire du Dictionnaire des Sciences médicales, tom. 30, p. 307, n° de juin 1828).

« Eau de Saint-Georges, dans la ville même « de Lyon, au quartier de ce nom, jaillissant, « chez un teinturier, dans un puits placé quel- « ques pas au dessus de la rive droite de la « Saône, regardée par quelques gens de l'art, « de Lyon, comme le produit de l'artifice du « propriétaire, ce que l'examen que j'en ai fait « le même jour, 16 octobre 1826, ne m'a pas « confirmé : température comme celle de l'at- « mosphère, couleur légèrement louche, sa- « veur légèrement acidule et terreuse ; blanchit « immédiatement avec l'eau de chaux ; verdit « légèrement le sirop de violettes, sans altérer « la teinture de curcuma ; n'éprouve aucun « changement de couleur avec la teinture de « noix de galle et de prussiate de potasse ; pré- « cipite en blanc assez abondamment avec le « carbonate de potasse, le muriate de baryte, « le sous-acétate de plomb, le nitrate d'argent,

« les oxalate et succinate d'ammoniaque, et « même avec l'ammoniaque liquide pure, ce « qui établit dans cette eau l'existence du gaz « acide carbonique et celle des *sulfates*, mu- « riates et carbonates calcaires et magnésiens, « et même d'un peu d'alumine, ce qui est pro- « bablement ce qui la rend un peu louche : « huit onces évaporées avec précaution, dans « une bassine de cuivre étamé, ont laissé un « résidu grisâtre de trois quarts de grain, qui, « examiné à Strasbourg, a permis de distinguer « des carbonates, *sulfates* et muriates de chaux « et de magnésie ; plus, des traces évidentes de « fer qui ne s'était pas montré dans l'eau toute « entière, des traces de silice et de matière « organique, mais cette dernière en moindre « quantité que dans l'eau de Charbonnières ; « d'où il résulte que l'eau de Saint-Georges de « Lyon contient, par livre, en double quantité, « les mêmes substances minérales que celle de « Charbonnières, excepté pour le fer et la ma- « tière organique, ce qui me paraît difficile- « ment pouvoir être le fait de l'artisan dans le « puits duquel on puise cette eau, et d'autant « plus que celle que j'ai analysée a été puisée à « son insçu. »

Considérée comme opération chimique, cette analyse laissait à désirer plus d'exactitude : le professeur de Strasbourg n'a essayé qu'un petit nombre de réactifs, et il a décomposé une quantité trop minime de l'eau minérale, pour fixer avec certitude les proportions respectives des principes constituans de cette eau.

Le puits Saint-Georges n'est éloigné de la Saône que par un intervalle de quelques pieds, et son niveau paraît être fort peu au dessus de celui du fleuve. Une fontaine très abondante, celle des *Trois-Cornets*, jaillit dans la rue, précisément en face de l'établissement. L'inspecteur a fait analyser, en sa présence et en même temps, l'eau de la Saône, celle de la fontaine et l'eau présumée minérale, après avoir préalablement fait découvrir, vider et curer le puits. Les opérations de l'analyse ont commencé le 24 juin 1829, et elles ont été publiques.

L'examen d'une eau minérale doit en faire connaître les propriétés physiques, et indiquer quels gaz et quels sels entrent dans sa composition. Mais ces essais ne sont encore que des travaux préparatoires, reste à séparer les substances qui sont contenues dans l'eau minérale, et à fixer leurs proportions respectives. Tel a été le but des recherches de M. le professeur Tissier.

### I. *Propriétés physiques de l'Eau minérale de Saint-Georges.*

Le sol au travers duquel filtre l'eau du puits

Saint-Georges ne peut être soumis à un examen exact, car il est couvert de constructions presque de toutes parts. Des tranchées ont été faites à différentes reprises pour saisir l'eau au dessus du point où elle paraît à la surface du littoral : elles ont été inutiles. L'eau minérale repose sur un lit de beton revêtu d'une couche de sable, elle-même recouverte d'une boue noirâtre : un corps de pompe, qui plonge au dessous du niveau de la source, saisit l'eau et l'élève dans un réservoir en plomb, dont la paroi antérieure est garnie d'un robinet.

La limpidité de l'eau du puits Saint-Georges n'est point parfaite, elle laissait même beaucoup à désirer le premier jour de l'analyse, mais l'air était chargé de nuages le 24 juillet, et un violent orage avait eu lieu. Cependant l'aspect légèrement trouble de l'eau du puits est indépendant des variations atmosphériques : il a été remarqué, en effet, par le professeur Fodéré et par d'autres observateurs. Cette eau est froide : un thermomètre de Réaumur, plongé, à l'ombre, dans un vase rempli d'eau minérale, marqua une température de 14°, pendant que celle de l'atmosphère dépassait 20°; elle est incolore, sa saveur est légèrement styptique; elle est inodore; mais si on agite un verre plein de ce liquide, un dégagement d'hydrogène sulfuré, sensible à l'odorat, a lieu à l'instant même : il se fait aussi et plus fortement encore lorsque l'eau a été conservée dans un vase clos, et une pellicule végeto-animale se forme à la surface. La différence de la pesanteur spécifique de l'eau minérale à celle de l'eau distillée est de 00, 018, dix-huit millièmes : en effet, l'affleurement de l'aréomètre dans l'eau minérale est de 3 g., 288; et il avait été dans l'eau distillée de 3 g., 359 ( différence, 18 ). On aperçoit à l'air libre un dégagement spontané de très petites bulles qui s'attachent aux parois du vase; abandonnée à elle-même, l'eau se trouble peu à peu par le contact de l'air, dépose un sédiment, et recouvre sa transparence. La boue du puits est peu abondante ; sa couleur est un gris noirâtre, elle n'est pas sensible à l'aimant, et fait effervescence avec les acides qui en dégagent une assez grande quantité d'hydrogène sulfuré. Le ferro-cyanure de potasse lui donne immédiatement une teinte d'un bleu intense; desséchée et calcinée, cette boue exhale une odeur animale très prononcée.

### 2. *Des gaz qui sont contenus dans l'eau du puits Saint-Georges.*

L'eau du puits Saint-Georges a été distillée sur les lieux mêmes ; son transport dans un laboratoire de chimie aurait pu faire éprouver quelque perte à ses principes volatils. Une cornue fut remplie de dix litres de cette eau, la distillation commença; des gaz se dégagèrent, ils passèrent au travers d'un mélange d'hydrochlorate de chaux et d'ammoniaque, et troublèrent promptement cette solution. Un précipité de carbonate de chaux se forma avec lenteur, mais le refroidissement de l'éprouvette hâta sa séparation du liquide. Bien desséché, il pesait 33 gr.; ce qui donne, acide carbonique, 14 gr. 4276, en poids; et en volume, 20,0913 pouces cubiques, et pour un litre, 2,0913 p. c.

La même distillation faite avec l'hydrochlorate de baryte donna des résultats semblables.

Dix autres litres d'eau livrés à l'ébullition dans une cornue garnie d'un tube qui plongeait, sous une cloche pleine de mercure, sur la cuve hydrargyro-pneumatique, déplacèrent 21 pouces cubes de mercure, mais une portion d'eau distillée en occupait une partie, et cette eau distillée brunit la limaille de cuivre. La difficulté de rassembler, de dessécher et de peser les résidus, ne permit pas d'en évaluer le poids, et par conséquent de déterminer avec certitude la quantité de soufre que l'eau tient en dissolution. Après avoir tenu compte du volume de l'eau distillée, de l'absorption qui fut le résultat du contact de cette eau avec la limaille de fer, et de l'absorption d'une petite quantité d'acide carbonique, on trouva 18 pouces cubes de résidu gazeux, chiffre bien voisin des 20 pouces cubiques que la formation des carbonates de chaux et de baryte avait donnés.

Tous ces gaz furent absorbés par une solution de baryte caustique, et il resta un résidu d'un dixième de pouce cubique, qu'une solution de sulfate de protoxide de fer réduisit au tiers de ce volume. Ce gaz, mêlé à une quantité double de gaz hydrogène dans l'eudiomètre à main, ne s'enflamma point par l'action de l'électrophore.

La recherche du gaz hydrogène sulfuré présentait plus de difficultés. L'existence du soufre dans l'eau du puits Saint-Georges n'était pas douteuse ; l'odeur de l'eau, la coloration légère en brun que cette eau faisait éprouver aux oxydes des métaux blancs, annonçaient la présence du gaz hépatique. Pour obtenir ce gaz, pour saisir le soufre par la voie de la décomposition, M. Tissier mit deux grammes de mercure dans un litre d'eau minérale, agita long-temps le vase, et le laissa reposer. Le métal se montra enduit d'une légère couche ocreuse, mais on ne vit aucune parcelle noire. Un gramme de limaille de cuivre, mis dans un litre d'eau minérale, n'apprit rien de plus, et cependant la coloration violacée de la limaille, dans le résidu gazeux de l'eau minérale bouillie, avait été évidente. La prédominance du gaz carbonique sur l'hydrogène sulfuré et sur les autres gaz, neutralise presque toujours les réactifs qui sont le plus sensibles à l'action du gaz hépatique. Des papiers réactifs de sous-acétate et d'acétate de plomb, d'acide arsénieux, d'arséniate de potasse, et de nitrate de bismuth, n'ont éprouvé aucune altération, après avoir été placés au dessus du chapiteau d'un alambic qui contenait une grande quantité d'eau minérale en ébullition, et immédiatement à la surface de l'eau que le puits renfermait. Ainsi aucune expérience directe n'a pu rendre manifeste l'existence du gaz hydrogène sulfuré.

Le proto-sulfate de manganèse n'indiqua pas la présence du gaz hydro-sulfurique.

On voit, d'après ces diverses expériences, que dix litres d'eau minérale contiennent :

| | | |
|---|---|---|
| Acide carbonique . . . . . | 20,0913 | p. c. |
| Hydrog. sulf. libre (prés.). | 0,6 | p. c. |
| Oxygène . . . . . . . . . . . | 0,1 | |
| Azote . . . . . . . . . . . . . | 0,3 | |

3. *Des principes fixes de l'eau minérale.*

Quatre verres à pied ont été placés parallèlement et auprès de la source dans chaque expérience, et remplis de cinq onces d'eau distillée, d'eau minérale, d'eau de la fontaine des Trois-Cornets, et d'eau de la Saône : ces quatre espèces d'eau devaient être analysées en même temps, et dans des conditions absolument les mêmes pour toutes.

Quelles sont les matières fixes que l'eau minérale du puits Saint-Georges tient en dissolution, et dans quelles proportions sont ces matières? Telle est la question qu'il s'agissait de résoudre.

### A. *Acide carbonique, sulfates, carbonates, muriates de chaux.*

*L'eau de chaux* trouble l'eau de la source, et à un degré moins grand celle de la fontaine des Trois-Cornets, et celle de la Saône : un précipité ne tarde point à se former. L'eau distillée, prise dans ces expériences pour point de comparaison, n'éprouve aucune altération dans sa limpidité par son contact avec le réactif.

*L'eau de baryte* trouble immédiatement l'eau minérale, et l'addition de gouttes nouvelles de cette liqueur à l'eau du puits en augmente de plus en plus l'opacité. Un nuage blanchâtre et un précipité se forment successivement. L'acide nitrique ne rétablit point l'état normal de la limpidité de l'eau minérale. Le *nitrate de baryte* trouble faiblement l'eau minérale, et plus faiblement encore celle de la Saône et celle de la fontaine des Trois-Cornets.

*Le sous-acétate de plomb* donne à l'eau minérale et à celle des Trois-Cornets un aspect laiteux; cette coloration blanchâtre devient plus intense par l'addition d'une quantité plus grande du réactif. Quelques gouttes d'acide nitrique rendent à l'eau ainsi troublée toute sa limpidité. De petites bulles se dégagent et se collent aux parois du vase.

*L'ammoniaque* trouble beaucoup l'eau minérale ; il est presque sans action sur celle de la Saône.

Trois gouttes de *perchlorure de mercure* forment aussitôt dans l'eau minérale un précipité jaunâtre abondant : trois autres gouttes lui font perdre toute sa transparence. Mêmes phénomènes dans l'eau des Trois-Cornets, dont la couleur a cependant une teinte plus verdâtre. Le précipité et la perte de transparence sont bien moins marqués dans l'eau de la rivière.

*Le sur-oxalate d'ammoniaque* produit un précipité blanchâtre abondant, dans l'eau minérale et dans l'eau des Trois-Cornets, qui prend cependant une couleur un peu plus violacée. Il trouble l'eau de la Saône à un degré plus faible. Une goutte d'*hydrochlorate de platine* colore très faiblement en jaune l'eau minérale, et n'altère point les autres eaux.

*Le sirop de violettes* verdit l'eau minérale ; il verdit aussi, mais à un moindre degré, l'eau de la fontaine des Trois-Cornets.

B. *Existence du fer.*

Quatre gouttes d'alcohol gallique versées dans l'eau minérale lui font prendre presque immédiatement une couleur violet foncé, celle de la lie de vin, et laissent incolore l'eau des Trois-Cornets et celle de la Saône.

*L'hydrosulfure* d'ammoniaque, à la dose d'une goutte, fait prendre à l'eau minérale une couleur légèrement fauve, et qui le devient davantage lorsqu'une seconde goutte du réactif est versée dans le verre

Une goutte d'*hydrocyanate ferruré de potasse*, avivée par une goutte d'acide hydrochlorique, donne une teinte bleue très foncée à l'eau minérale, et ne colore point celle de la Saône et celle des Trois-Cornets. La teinture de *Fernambouc* fait prendre à l'eau minérale une couleur gris-noirâtre. Six gouttes de proto-sulfate de fer, en solution dans de l'eau distillée que renfermait exactement un flacon bouché à l'émeri, sans bulle d'air, versées lentement dans l'eau minérale (une goutte par heure), y produisirent un dépôt ocreux qui mit douze heures à se former, et qui pesait un grain : ce précipité était un sous-trito carbonate de fer.

Une assez grande quantité d'eau minérale avait été recueillie dans un bocal, et abandonnée à elle-même, à l'ombre, pendant trois jours ; ce temps écoulé, elle fut soumise à l'action de ces divers réactifs. L'hydrocyanate ferruré de potasse et l'alcohol gallique ne produisirent aucun effet appréciable ; ainsi elle avait perdu le fer qu'elle contenait. L'eau de chaux la blanchit beaucoup ; elle avait donc encore du gaz carbonique, les sulfate et carbonate de chaux. L'oxalate d'ammoniaque la blanchit aussi ; la teinte violacée est développée par l'action du nitrate d'argent ; le fer s'était suroxydé, et il y avait eu un précipité.

### C. *Présence du soufre.*

La présence du soufre dans l'eau minérale du puits Saint-Georges est indiquée par quelques-unes des expériences précédentes. Le mode d'action de l'eau de baryte annonce le sulfate de chaux ; celle du nitrate d'argent fait également présumer l'existence du soufre.

Quelques autres essais ont donné les résultats suivans :

*La teinture de curcuma* n'a produit aucun changement dans l'eau minérale ; elle ne lui a donné que la couleur qu'elle possède elle-même.

*Le phosphate d'ammoniaque* trouble fortement l'eau minérale. Un précipité se forme immédiatement dans cette eau, lorsqu'on y jette une goutte d'acétate de cuivre ; des stries fauves paraissent quelques instans après, et se tiennent en suspension dans le vase du haut en bas. Quatre gouttes de *nitrate de bismuth* blanchissent beaucoup l'eau minérale ; l'acide tartarique la trouble faiblement, ainsi que celle de la Saône, et ne produit aucun effet appréciable sur l'eau des Trois-Cornets. La couleur des papiers d'acide arsénieux et d'acétate de plomb n'est nullement modifiée par l'immersion de ces réactifs dans l'eau du puits.

4. *Proportions des matières fixes ou sels que huit litres d'eau minérale du puits Saint-Georges contiennent en dissolution.*

Dans quelles proportions sont les sels que l'eau du puits Saint-Georges tient en dissolution ; à quelle quantité se trouve chacune de ces matières fixes dans un volume d'eau donné ?

Huit litres d'eau minérale ont été filtrés, et ont donné un résidu qui pesait 99 grains.

C'est ce résidu que l'analyse a décomposé ; il était formé de substances diverses : l'art du chimiste les a isolées les unes des autres pour déterminer leur nature et leur quantité.

*Expériences sur le résidu de 99 grains.*

Ce produit, mis en macération dans de l'alcohol à 833 degrés de densité, a formé une solution dont la dessication obtenue par son évaporation a fourni un résidu du poids de quatre grains et demi. La solution verdissait le sirop de violettes. Une nouvelle dissolution alcoholique fit disparaître un demi-grain d'une matière brune que le feu rendait odorante. Le résidu desséché était *du carbonate de soude*, et pesait *quatre grains*.

Le produit de la macération alcoholique fut soumis à une macération nouvelle dans de l'alcohol à 24 degrés, et la solution filtrée, évaporée et desséchée, donna treize grains d'une substance qui colorait faiblement cette même matière, dont le carbonate de soude était accompagné, et qui se réduisit au poids de douze grains, lorsqu'elle eut été épurée.

Cette substance, dissoute une seconde fois dans l'alcohol, l'a coloré d'une manière sensible. On fit évaporer la solution, et le résidu desséché qu'elle avait laissé fut humecté d'acide sulfurique. Il exhala aussitôt une odeur d'hydrogène sulfuré, surtout lorsque la petite capsule qui le contenait eut été chauffée. M. Tissier n'avait pas opéré sur la totalité du produit desséché de l'évaporation de la solution ; une portion de ce résidu, mise à part, fut placée sur une petite spatule de platine, et soumise à l'action d'une lampe à alcohol ; elle exhala une odeur de corne brûlée, et faiblement celle de l'hydrogène sulfuré : c'était une *matière azotée et sulfurée*, dont le poids total fut évalué à I *grain et demi*.

Douze grains restaient :

L'eau distillée les a dissous complètement ; du nitrate d'argent versé dans la solution produisit un précipité abondant, et le chlorure qui en résulta, dissout de nouveau dans l'ammoniaque, annonça l'existence de l'acide hydrochlorique. Le sur-oxalate d'ammoniaque n'eut aucune action sur la solution ; elle ne fut pas troublée par son contact avec l'acide tartrique, avec une solution de muriate de platine, avec le prussiate de potasse animé d'acide, avec le nitrate de baryte, enfin l'ammoniaque caustique et les alcalis. Le sous-acétate de plomb produisit un léger dépôt, et le sirop de violettes ne verdit point sensiblement. Ces *douze grains* de résidu étaient *du chlorure de sodium* dont ils avaient nettement la saveur. Le résidu qui pesait 99 grains, réduit ainsi à 84 et demi, fut mis dans l'eau distillée, et cette eau a dissout 15 grains et demi de la masse.

La solution de ces 15 grains et demi forma un précipité abondant par l'action du nitrate de baryte et de l'acétate de plomb. Les sur-oxalate et phosphate d'ammoniaque, le muriate de platine et le prussiate de potasse ne l'ont point altérée. Elle a très peu verdi le sirop de violettes. *Ces quinze grains et demi* étaient donc *du sulfate de soude*. M. Tissier précipita complètement, à la manière de Murray, tout l'acide sulfurique en sulfate de baryte dont le poids se rapportait fort exactement à celui de sulfate de soude que l'expérience directe avait trouvé. Ce même sel, cristallisé dans une capsule de porcelaine, était comme le sel de Glauber dont il avait la saveur.

Soixante-neuf grains avaient résisté à l'alcohol et à l'eau distillée ; ils furent déposés dans une capsule de porcelaine, et traités par l'acide nitrique, jusqu'à ce que toute effervescence eut cessé. M. Tissier fit dissoudre ce composé dans l'eau distillée et filtrée ; il obtint un précipité d'une matière insoluble qui pesait six grains, et qui était composé *de deux grains de silice* et de *quatre grains d'alumine*.

La solution fut soumise à l'action de divers réactifs : l'oxalate d'ammoniaque produisit un précipité abondant ; l'acide tartarique agit ainsi, mais seulement lorsqu'il eut été uni à l'ammoniaque. L'eau de baryte troubla peu la liqueur ; le nitrate d'argent ne la modifia nullement ; le prussiate de potasse la colora en bleu et forma un précipité blanc très foncé : l'infusion aqueuse de noix de galle brunit la solution en quelques minutes ; le phosphate d'ammoniaque donna un précipité considérable.

Alors M. Tissier précipita la masse entière avec le phosphate d'ammoniaque, et eut un phosphate ammoniaco-magnésien du poids de 37 grains, qui représentait 18 grains et demi de phosphate simple de magnésie, formés eux-mêmes de 11 grains 72 d'acide phosphorique, et de 6 grains 78 de magnésie ; quantité équivalente à *huit grains environ de sous-carbonate de magnésie.*

Un précipité insoluble, un hydrocyanate de proto et de tritoxide de fer ( bleu de prusse ) fut formé par l'action sur les diverses solutions du ferro-cyanure de potasse. Ce précipité, uni à une petite quantité d'acide nitrique, fut calciné dans un creuset de platine, et donna un résidu de 12 grains, 60 de péroxide de fer, qui représentaient 13 *grains environ de proto-carbonate de fer ;* huit litres d'eau minérale filtrés ont laissé déposer en 24 heures tout leur carbonate de fer à l'état de trito-carbonate, et du poids de 13 grains *et demi*. Cette fraction est expliquée sans doute par la suroxidation du métal.

La solution nitrique dont le précipité de fer et la magnésie avaient été précipités, fut traitée par le sous-carbonate de potasse ; son résidu, lavé et séché dans un creuset d'argent jusqu'à un commencement de rougeur, pesait trente-neuf grains : il se dissolvait complètement et avec effervescence dans les acides nitrique et hydrochlorique ; c'était *du sous-carbonate de chaux.*

Ainsi l'analyse chimique a trouvé, dans huit litres d'eau minérale, les quantités suivantes de matières fixes :

| | | |
|---|---|---|
| Sous-carbonate de soude. . . . | 4 gr. | |
| Chlorure de sodium. . . . . . | 12 | |
| Sulfate de soude. . . . . . . . | 15 | 1/2. |
| Sous-carbonate de magnésie. . | 8 | |
| Sous-carb. de protoxide de fer. | 13 | |
| Silice. . . . . . . . . . . . . | 2 | |
| Alumine. . . . . . . . . . . . | 4 | |
| Sous-carbonate de chaux. . . | 39 | |
| Matière azotée et sulfurée. . . | I | 1/2. |
| | 99 gr. | |

Le résidu désséché que laissa la filtration des huits litres d'eau, pesait 99 grains.

Par conséquent un litre d'eau minérale du puits St-Georges contient :

### A. *Produits volatils.*

| | |
|---|---|
| Gaz acide carbonique. . . . . . | 2, 0913 p. c. |
| Gaz hydrogène sulfuré libre. . . | 0, 1/6e p. c. |
| Oxygène. . . . . . . . . . . . . | 1/100e |
| Azote. . . . . . . . . . . . . . | 3/100e |

### B. *Produits fixes.*

| | |
|---|---|
| Sous-carbonate de soude. . . . . | 1/2 gr. |
| Chlorure de soude sodium. . . . | I gr. 1/2. |
| Sulfate de soude. . . . . . . . . | I gr. 15/16e |
| Sous-carbonate de magnésie. . . | I gr. |
| Sous-carbon. de protoxyde de fer. | I gr. 5/8e |
| Sous-carbonate de chaux. . . . . | 4 39/40e |

Mat. insol. silice et alumine. . . 3/4 de gr.
Matière azotée et sulfurée. . . . 3/16e

Dix litres d'eau minérale dont la limpidité n'était point parfaite, car elle tenait en suspension des substances étrangères insolubles, évaporés jusqu'à siccité, ont donné un résidu qui pesait 137 grains, après avoir été désséchés dans un creuset.

Dix autres litres d'eau minérale également un peu trouble laissèrent sur le filtre un résidu de 49 grains.

Ces résidus étaient composés d'une grande quantité de carbonate de chaux, d'un peu de terre argileuse, et de quantités plus minimes encore de silice et d'oxide de fer.

Aux yeux de tous les chimistes, ces données suffisent pour démontrer que l'eau minérale du puits St-Georges est naturelle. Les infiltrations de l'atelier voisin, l'accumulation fortuite ou volontaire de matériaux capables de la minéraliser, les manœuvres de fabrications, même les plus habiles, ne réussiraient point à réunir et à combiner les élémens qu'elle renferme dans des proportions toujours les mêmes. Cette combinaison ne saurait être que l'œuvre de la nature, cette eau appartient à la classe des eaux ferrugineuses et hépatiques, elle a une grande analogie avec celles de Charbonnières, d'Orliénas et de plusieurs autres sources qui s'échappent de la chaîne des montagnes du Beaujolais et du Forez ! On a vu déja qu'elle contenait deux fois plus de principes minéraux que celle de Charbonnières ( le fer excepté ).

L'eau minérale du puits St-Georges est un médicament formé de l'union naturelle de plusieurs substances dont la plupart sont employées par la médecine ; la combinaison de ces sels divers en fait un agent thérapeutique qui a ses propriétés spéciales. Des malades en nombre considérable fréquentent le puits St-Georges depuis dix années, l'état de la plupart a été réellement modifié par l'usage de l'eau minérale. Elle a sur l'organisme sain ou malade une influence incontestable qui sera le sujet d'un travail particulier

Mais déja les faits et le raisonnement permettent d'affirmer que l'eau minérale ferrugineuse et hépatique du puits St-Georges, comme celle de Charbonnières et à égalité d'avantages, peut servir au traitement de plusieurs maladies très communes à Lyon. Elles ne sont point un remède infaillible, à beaucoup près ; mais, aidées de la diète et d'un régime bien ordonné, elles ont fait cesser très souvent des irritations gastriques et intestinales, guéri des gastro-entérites chroniques, rendu l'activité affaiblie de l'estomac à son état normal, et produit une diversion salutaire dans l'état de plusieurs maladies nerveuses. On les a employées plusieurs fois avec un succès marqué dans le traitement des dartres et d'autres maladies chroniques de la peau. Elles ont surtout la propriété d'exciter les oscillations du système vasculaire sanguin, et à ce titre elles concourent puissamment à la guérison des catarrhes chroniques de la vessie et des flueurs blanches.

Les personnes qui en font usage doivent user d'alimens d'une digestion facile, et éviter tout ce qui pourrait irriter leur estomac. Ainsi, pendant la durée de leur traitement, elles s'abstiendront de vin pur, de liqueurs, de café, d'alimens excitans ; elles feront usage de laitage, d'œufs, de poissons, de viandes blanches. Un exercice modéré ajoute aux bons effets de l'eau minérale. Il n'y a pas au reste de généralités possibles sur le régime à suivre : il doit nécessairement varier suivant la constitution et l'âge, et surtout suivant le genre de la maladie.

*L'Inspecteur des Eaux minérales de Lyon,*

**MONFALCON.**

www.ingramcontent.com/pod-product-compliance
Ingram Content Group UK Ltd.
Pitfield, Milton Keynes, MK11 3LW, UK
UKHW032034260826
14628UKWH00006B/2954

9 782019 654955